姿勢編 カラダの不調や体型の乱れには**ゆがみ**が関係していた！

多くの人が経験している肩こり、腰痛、体型の乱れ。「デスクワーク中心だから」「年だから」と、あきらめていませんか。これらはカラダのゆがみが原因となっていることが少なくないのです。ゆがみをリセットすれば、これらの悩みから解放されることも夢ではありません。

"ゆがみ"からくる"しつこい痛み"……根本原因は「悪い姿勢」と「生活習慣」だった！

悪い姿勢や生活の中での何気ない癖は、長期間に渡って私たちのカラダに負荷をかけ続けています。この負荷が蓄積されることで骨の配列がゆがみ、弱い部分をカバーしようと筋肉が異常に張ってしまいます。すると筋肉が緊張しすぎて血管を圧迫し、血液やリンパの流れが悪くなり、疲労物質をうまく処理できずにこりや痛み・むくみが現れるのです。

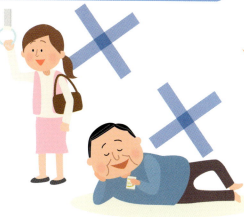
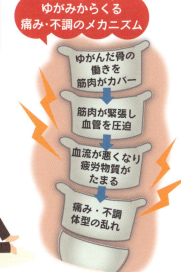

ゆがみからくる痛み・不調のメカニズム
- ゆがんだ骨の働きを筋肉がカバー
- 筋肉が緊張し血管を圧迫
- 血流が悪くなり疲労物質がたまる
- 痛み・不調体型の乱れ

"ゆがみ"による症状はこうして起こる

肩こり

私たちの頭は、「背骨」「首の骨」「肩の筋肉」などによって支えられています。悪い姿勢などによって背骨や首の骨にゆがみが生じたとき、これらの骨の代わりに頭を支えようと頑張るのが肩の筋肉です。肩の筋肉を酷使し続けることで血行が悪くなり、肩こりになります。

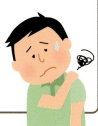

腰痛

腰痛に大きく関係しているのが、「背骨」と「骨盤」。腰痛の多くは、背骨を支える筋肉が衰えることで背骨がゆがみ、さらに、ゆがんだ背骨の働きをカバーしようと周辺の筋肉が緊張し、血流が悪くなることで起こります。また、背骨は本来ゆるやかなS字カーブを描いていますが、背骨とつながっている骨盤が傾くことで正常なカーブを保てなくなることも、腰痛を引き起こす原因の一つです。

体型の乱れ

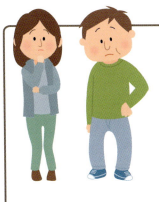

ゆがみは体型の乱れも招きます。骨盤が傾くと、骨盤につ〔な〕る股関節の位置がずれ、それに伴いひざや足首も、ずれた股関〔節のバ〕ランスを調節しようとゆがんでいきます。こうして起こるのが〔O脚・X〕脚です。

また、骨盤がゆがんでいると、内臓を支える筋肉のバランスが乱れ、内臓が下に落ち込み、ぽっこりお腹になる可能性も高くなります。

☞ ゆがみを解消するために **悪い姿勢と生活習慣** を見直しましょう

姿勢改善のための3つの基本

ゆがみは一朝一夕に直るものではありません。ゆがみを根本から改善するためには、生活の中の動作や癖を一つずつ見直して、正しい姿勢を習慣づける必要があります。ゆがみの悪化を防ぐためにも、まずは正しい姿勢を身に付けましょう。また、いつもの動作を変え、わずかな時間を有効活用することで、ゆがみの改善に近づける方法も紹介します。

基本1 まずは立ち姿をチェック

ゆがみ改善の第一歩は正しい姿勢から！

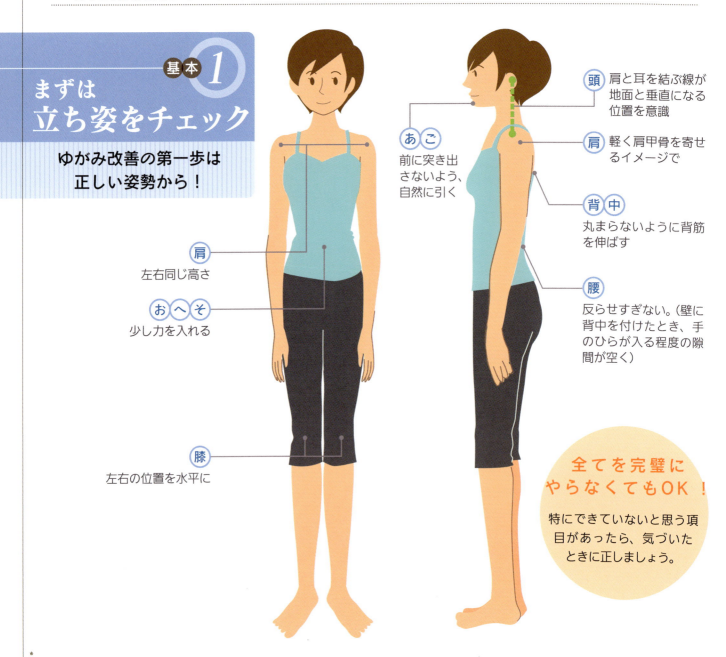

正面
- 肩：左右同じ高さ
- おへそ：少し力を入れる
- 膝：左右の位置を水平に

側面
- あご：前に突き出さないよう、自然に引く
- 頭：肩と耳を結ぶ線が地面と垂直になる位置を意識
- 肩：軽く肩甲骨を寄せるイメージで
- 背中：丸まらないように背筋を伸ばす
- 腰：反らせすぎない。（壁に背中を付けたとき、手のひらが入る程度の隙間が空く）

全てを完璧にやらなくてもOK！
特にできていないと思う項目があったら、気づいたときに正しましょう。

正しい姿勢の3大メリット

❶ 健康
悪い姿勢によって起こる不調は「浅い呼吸」「骨格への負担」「筋肉への負担」「神経への負担」等が挙げられます。いつまでも若々しく健康でいるためにも、姿勢を改善してカラダへの負担を減らしましょう。

❷ 美容
ゆがみがあると、ゆがみのある部位に脂肪がつきやすくなり、ぽっこりお腹や出尻の原因にもなります。姿勢を改善することで血液やリンパの流れが良くなり、カラダのラインがすっきりと美しくなります。

❸ 運動
良い姿勢とは①バランスがとれて、②疲れにくく、③動きやすいものです。ゆがみがあると、関節可動域の減少や筋肉の緊張が起こって動きが制限されてしまいます。姿勢が改善されると動作がスムーズになり、楽に運動ができるようになります。

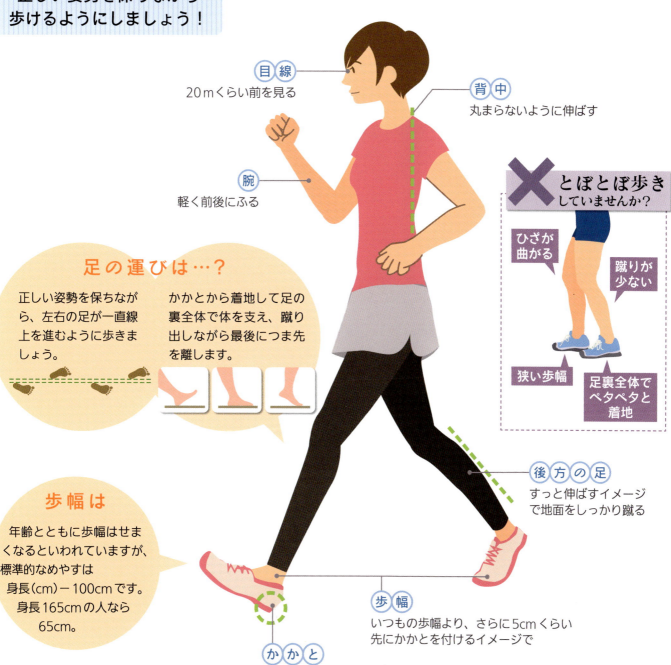

姿勢改善のための3つの基本

基本3 左右均等

いつもの動作を意識して、わずかな時間を有効活用！

ゆがみは、利き手利き足による動きの癖や、仕事や趣味などの生活習慣の動作により、小さな負荷が長期間かけ続けられてきたことにより起こります。日常生活の中で姿勢のゆがみを生じさせる動作（原因）を意識し、左右均等にしてみましょう。

反対の脚でも同じことをする

脚を組むことが癖になっている人は、普段とは逆の脚で組むようにしてみましょう。左右同じ動きをすることで、ゆがみの左右差を少しは抑えることができます。

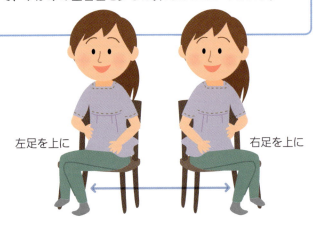

左足を上に　　　右足を上に

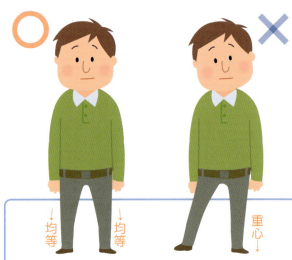

片脚に重心をかけず、左右均等に体重をかける

片脚重心で立つと、力が過剰にかかるところと、逆に全くかからないところとの左右差が生じます。常に両足で体重を支えられるように、片脚重心は可能な限り我慢しましょう。

利き手と反対の手を使ってみる

人はいつも利き手で作業をしてしまうので、歯磨きや携帯電話の操作は利き手ではない方を使い、ゆがみの予防対策をしていきましょう。

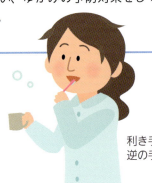

利き手と逆の手を使って

鞄を持つ手を入れ替える

肩掛け鞄や手さげ鞄を持つ人は、いつもと持つ手を入れ替えてみましょう。こまめに持ち替えた方が筋肉の過度な緊張を防ぐことができます。

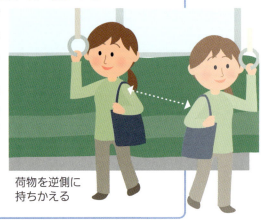

荷物を逆側に持ちかえる

虫歯のある人はすぐに治療を

虫歯のある人は痛みを避けるために無意識のうちに片側だけで噛んでしまいがちです。早めに治療をして両側で均等に噛むようにしましょう。虫歯がなくても片側で噛む癖のある人は、両側で噛むように意識しましょう。

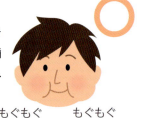
もぐもぐ　もぐもぐ

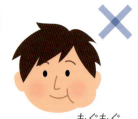
もぐもぐ

ゆがみ改善を習慣付けるために

ゆがみ改善を習慣付けるための心構えを紹介します。

●ゆがみ改善のための時間を、毎日10分間作りましょう

カラダのゆがみは、一気に直すことはできません。整体などの施術により一時的に直ったとしても、日々の生活習慣を変えなければ、すぐ元通りになってしまいます。まずはあなたのライフスタイルに合わせて、毎日10分間、ゆがみ改善の時間を作るように心がけましょう。

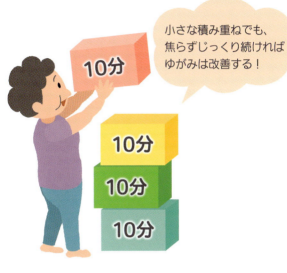

小さな積み重ねでも、焦らずじっくり続ければゆがみは改善する！

10分間の中でやることは、いくつかに分けてもOK！

- **5分** 出勤時に、正しい姿勢と歩き方を意識して駅まで歩く ＋ **5分** トイレなどで鏡を見るときは、自分の姿勢をチェックするようにする
- **7分** 電車の中では、同じ側ばかりに鞄を持たないように注意する ＋ **3分** テレビを観るときは悪い姿勢になっていないかCMの間に確認する
- **10分** 寝る前に、ゆがみ改善の運動をする

●ゆがみ改善は「カラダに負担をかけない」が鉄則

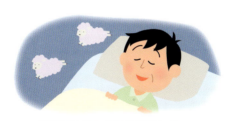

疲れているときは休息をとり、体調をしっかり整えましょう

正しい姿勢やゆがみ改善のエクササイズなど、すべてを完璧にこなそうと頑張りすぎてしまうと、そのうち疲れが溜まってしまい、せっかく始めたゆがみ改善のための取り組みが長続きしません。また、家事や仕事で疲れが溜まっているときに、無理をしてエクササイズなどを行うと、思わぬけがにつながる恐れもあります。

ゆがみ改善は、自分の体調と相談しながら、無理のない範囲で行いましょう。

●カラダの変化を楽しみながら続けましょう

自分のカラダを変えるためには、カラダと対話をして、ちょっとした変化に気づけるようになることが大切です。そのためにも、カラダの変化を目で確かめながら生活してみましょう。例えば、あごが前に突き出て猫背ぎみだった姿勢が、自然にあごが引けて背筋がピンと伸びていたり、O脚やX脚が改善されているのが分かったときは嬉しいものです。自分をどう変えたいか、どんな自分になりたいかなど、イメージを持ってゆがみ改善に取り組むと、長続きしやすく、励みにもなります。

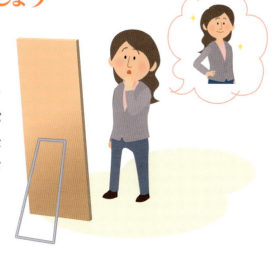

運動編 エクササイズの前に… あなたのゆがみはどのタイプ？

ゆがみのタイプによって運動法が分かれます。自分がどのタイプに当てはまるか、チェックしましょう。

首ねじれタイプ

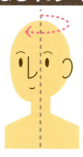

Check! 首を左右にねじったとき、どちらかに違和感がある。違和感なくねじれる方に、首がねじれている。

 P.10

首傾きタイプ

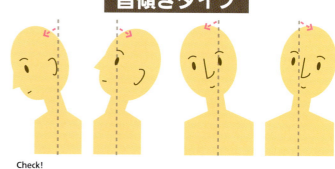

Check! 首を前後、左右に傾けたとき、どちらかに違和感がある。違和感なく倒せる方に、首が傾いている。

 P.10・11

胴ねじれタイプ

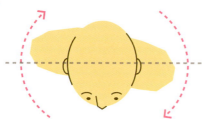

Check! 上体を左右にねじったとき、どちらかに違和感がある。違和感なくねじれる方に胴がねじれている。

 P.12

胴傾きタイプ

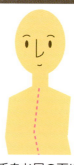

Check! 椅子に座り、両手をお尻の下に入れたとき、左右で座圧に強弱がある。座圧が強い方に、胴が傾いている。

 P.13

猫背

猫背タイプ

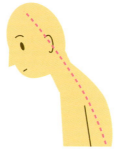

Check! 気づいたら背中が丸まっていて、顔が肩より前に突き出ている。

 P.14・15

エクササイズを行う際の注意点

- ●痛みを感じる場合は、無理して続けないでください。気持ちがいいと感じる範囲で行いましょう。
- ●エクササイズは急いでやらずに、ゆっくりと筋肉を意識しながら行いましょう。
- ●集中していると呼吸が浅くなりがちです。息をゆっくり吸って、吐くことを心がけましょう。

骨盤

骨盤前傾タイプ

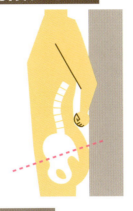

Check! 壁に背中、頭、お尻、かかとをつけて立ったとき、壁と腰の間にこぶしが入る。

 P.16

骨盤後傾タイプ

Check! 壁に背中、頭、お尻、かかとをつけて立ったとき、壁と腰の間に手のひらを入れると、きつく感じる。

 P.17

骨盤ねじれタイプ

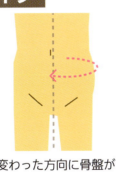

Check! 目を閉じたまま足踏みを50回したとき、最初の状態から体の向きが変わっている。向きが変わった方向に骨盤がねじれている。

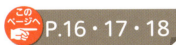 P.16・17・18

骨盤の左右の高さが異なるタイプ

Check! ひざ立ちになり、左右それぞれ肋骨（ろっこつ）の一番低い部分に親指を、骨盤の一番高い部分に人差し指を当てると、親指と人差し指の間隔が左右で異なる。間隔が広い方に骨盤が下がっている。

 P.19

O脚・X脚

O脚タイプ

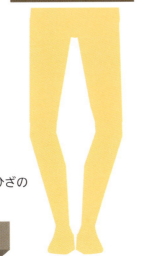

Check! 正面を向いて立ったとき、ひざの内側がつかない。

  P.20

X脚タイプ

Check! 正面を向いて立ったとき、ひざの内側はつくが、くるぶしの内側がつかない。

 P.20・21

姿勢　運動　食事　記録表

首のねじれ・傾きを改善する

首のねじれ・傾きは、肩こりや目の疲れにつながります。パソコンやデスクワークで姿勢が前傾になりやすい人は要注意です。

◀こんな人におすすめ
首ねじれタイプ
首傾きタイプ

Exercise 1 首のねじれ・傾きを整える

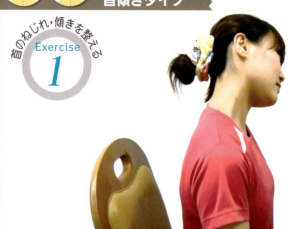 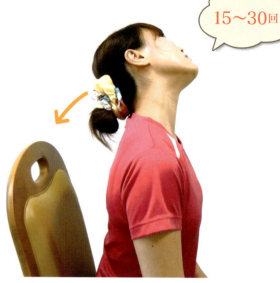

15〜30回

1 鏡を見て、自分の首のねじれや傾きを確認し、ねじれている、もしくは傾いている方と反対側に首を倒し、筋肉を伸ばします。

2 そのまま後ろに倒し、さらに目線を上に向けてねじります。

Exercise 2 首のねじれ・傾きを整える

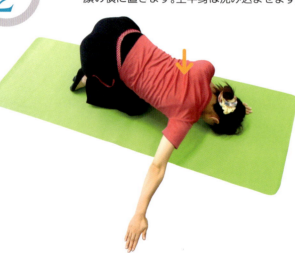

1 四つんばいになり、右腕を真横に出し、左手を顔の横に置きます。上半身は沈み込ませます。

2 右腕を内側へねじりながら、腕を遠くへ押し出します。左腕も同じ動作を行います。

左右それぞれ試してみて、やりやすい方を6〜8回

参考 首の骨・筋肉

頸椎（けいつい）の構造

首の骨を頸椎といい、7つの骨が連なってできている。少し前に張り出すようにカーブを描いている。

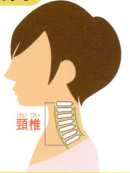

頸椎（けいつい）

首を支える筋肉

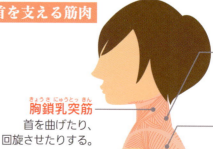

僧帽筋（そうぼうきん）
肩を上下に動かしたり、腕を上げたりする。

胸鎖乳突筋（きょうさにゅうとつきん）
首を曲げたり、回旋させたりする。

三角筋（さんかくきん）
肩を回したり、伸ばしたりする。

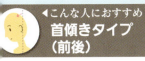
◀こんな人におすすめ
首傾きタイプ（前後）

首の傾きを整える Exercise 1

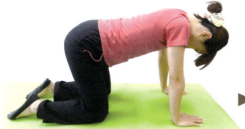
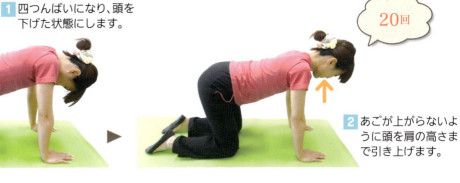

1. 四つんばいになり、頭を下げた状態にします。
2. あごが上がらないように頭を肩の高さまで引き上げます。

20回

首の傾きを整える Exercise 2

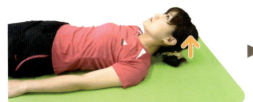
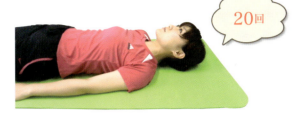

1. 仰向けに寝て、頭を持ち上げます。
2. 持ち上げた頭をゆっくりと下ろします。

20回

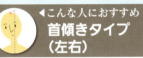
◀こんな人におすすめ
首傾きタイプ（左右）

首の傾きを整える Exercise 1

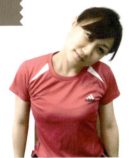
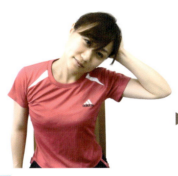
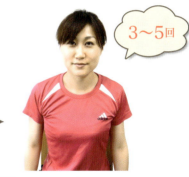

1. 頭を左右に倒してみて、気持ちよく倒せた方に頭を傾けます。
2. 頭を傾けた方の側頭部に手をあてて、頭を傾ける力と押し返す力を拮抗させます。その状態で3秒保ちます。
3. 頭をもとの位置に戻し、力を抜きます。

3〜5回

首の傾きを整える Exercise 2

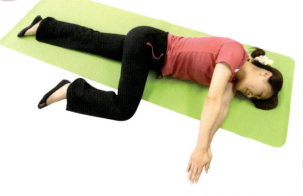

1. 左側を下にして横になり右ひざは90度に曲げ前へ出し、両腕は肩の高さで真正面に揃えます。
2. 右腕を伸ばしたまま上に持ち上げ、腰から右にひねり、右腕を右側へゆっくりと倒します。右側を下にして同じ動作を行います。

左右それぞれ試してみて、やりやすい方を6〜8回

エクササイズがおわったら…

ここで紹介しているエクササイズには、やりやすいと感じる方向に体を動かすことでゆがみを整えていく「操体法」という手法を取り入れています。左右でやりやすい方のみを行うエクササイズのあとは反対側と比べてみて、感覚の変化を確認しましょう。

胴のねじれ・傾きを改善する

悪い姿勢や、仕事などで立ったまま、座ったままの姿勢を続けてしまい、腰を疲れさせていませんか？　胴のねじれや傾きを整えて、腰への負担を軽くしましょう。

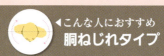
◀こんな人におすすめ
胴ねじれタイプ

Exercise 1 腰・背中のねじれを整える

POINT! 顔も可能な限り回転し、後方の一部が見えるようにします。

左右それぞれ試してみて、やりやすい方を6〜8回

注意！ 重心のかかっている足裏は、床面に完全につけます。反対の足裏はかかとが浮き上がり、つま先がかろうじて床についている状態にします。

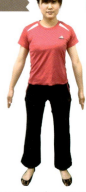

1 両足を肩幅に開きます。

2 左足に重心を移動し、息を吐きながらゆっくり上体を左にねじります（右にねじるときは右足に重心をかけます）。

Exercise 2 腰・背中のねじれを整える

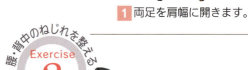

2 大きく息を吸い込み、息を吐きながら上げた膝下を左へゆっくりと倒し、右手を遠くへ押し出すようにします。

左右それぞれ試してみて、やりやすい方を6〜8回

1 うつ伏せの状態で両手を額の下で組み、両ひざの間を少しあけ、90度に曲げます。

3 ゆっくりとひと呼吸し、息を吸いながら最初の状態に戻します。反対側も同じ動作を行います。

Exercise 3 腰・背中のねじれを整える

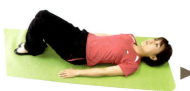 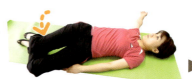 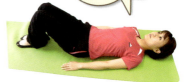

左右それぞれ試してみて、やりやすい方を6〜8回

1 仰向けになり、首と肩の力を抜きながら、両ひざを曲げます。

2 右腕の手のひらを上にした状態でゆっくりと外側に広げ、両ひざをゆっくりと左側に倒します。

3 2の状態のままゆっくりとひと呼吸し、最初の状態に戻します。反対側も同じ動作を行います。

参考 胴の骨・筋肉

腰椎の構造

腰椎は5つの椎骨が連なってできている。骨盤の動きと連動し、また上半身を支えるため、第5腰椎は脊椎の中で一番強固な構造になっている。

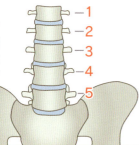

胴の屈曲・回旋に関わる筋肉

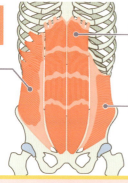

腹直筋
腹壁にある筋肉で、いわゆる「腹筋」。

外腹斜筋
下位の肋骨から、斜め前方に走行する筋肉。上体を倒したりねじったりするときに収縮する。

内腹斜筋
外腹斜筋の深層に、左右一対にある。

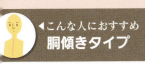
◀こんな人におすすめ
胴傾きタイプ

> **Exercise1・2を始める前に**
> 両手をお尻の下に入れて椅子に座り、左右の座圧を比べます。
> Exercise1：座圧の強弱がある場合、強い方のお尻の筋肉を伸ばします。
> Exercise2：座圧の強弱がある場合、弱い方のお腹の横の筋肉を伸ばします。

胴の傾きを整える Exercise 1

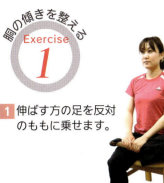

1 伸ばす方の足を反対のももに乗せます。

15〜30秒

2 そのまま前に体を倒します。

胴の傾きを整える Exercise 2

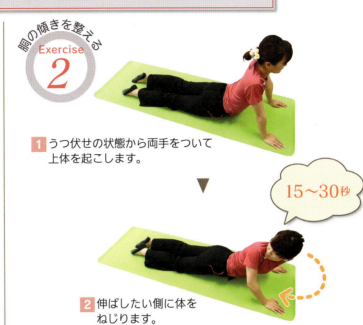

1 うつ伏せの状態から両手をついて上体を起こします。

15〜30秒

2 伸ばしたい側に体をねじります。

胴の傾きを整える Exercise 3

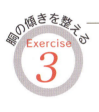

1 左足に重心をかけて、右手を右腰に当てます。

左右それぞれ試してみて、やりやすい方を6〜8回

2 腰を左に移動し、息を吐きながら、上体を右に倒します。この時、左手は上にあげて側屈を促すようにします。反対側も同じ動作を行います。

胴の傾きを整える Exercise 4

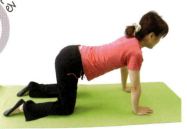
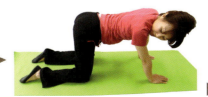
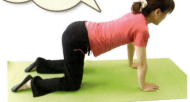

左右それぞれ試してみて、やりやすい方を6〜8回

1 四つんばいになり、両手は両肩の真下に、両ひざは左右股関節の真下になるようにします。

2 1の状態から、右側に振り返り、右腰を覗き見るようにします。

3 2の状態のままゆっくりとひと呼吸し、最初の状態に戻ります。反対側も同じ動作を行います。

エクササイズがおわったら…

ここで紹介しているエクササイズには、やりやすいと感じる方向に体を動かすことでゆがみを整えていく「操体法」という手法を取り入れています。左右でやりやすい方のみを行うエクササイズのあとは反対側と比べてみて、感覚の変化を確認しましょう。

猫背 を改善する

良い姿勢を心がけていても、しばらくすると元の猫背に戻ってしまいがち。良い姿勢を保つためには、上半身の筋肉を鍛えるエクササイズがおすすめです。

 ◀こんな人におすすめ　猫背タイプ

胸筋を伸ばす Exercise 1

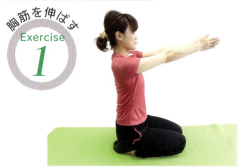

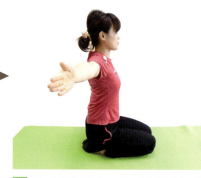

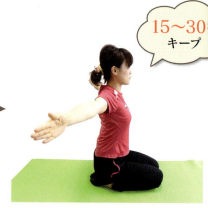

15～30秒キープ

1. 両手を胸の前で合わせて、正座または座りやすい形で座ります。
2. 座った状態のまま、ひじを軽く曲げて両手を胸の前から広げます。
3. さらに両手を後ろに広げ、"みぞおち"をやや突き出すように意識します。

腹筋を鍛える Exercise 2

POINT お腹をへこませている時に、手を置いている部分が固く感じられるか、中から押し上げられるような感覚があるとよいです。

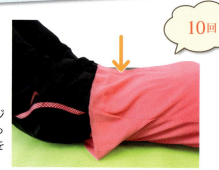

10回

1. 両ひざを立てて仰向けに寝ます。手は骨盤の少し内側下の位置に置きます。
2. お腹に空気を入れるイメージで鼻から息を吸い、口からゆっくりと息を吐きながらお腹をへこませます。

参考　上半身の骨・筋肉

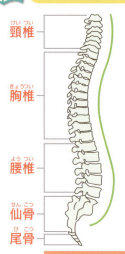

背骨の構造

背骨（脊椎）は26～30個の椎骨でできていて、頸椎、胸椎、腰椎、仙骨、尾骨で構成される。自然なS字カーブを描く。

- けいつい　頸椎
- きょうつい　胸椎
- ようつい　腰椎
- せんこつ　仙骨
- びこつ　尾骨

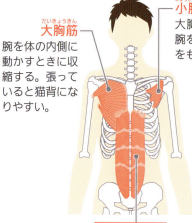

胸の筋肉

- **だいきょうきん　大胸筋**：腕を体の内側に動かすときに収縮する。張っていると猫背になりやすい。
- **しょうきょうきん　小胸筋**：大胸筋の内側にあり、腕を下げるなどの働きをもつ。
- **ふくちょくきん（ふっきん）　腹直筋（腹筋）**：腕を内側にもってくるときに働き、猫背の人は張っていることが多い。

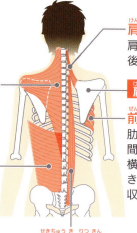

背中・腰の筋肉

- **けんこうきょきん　肩甲挙筋**：肩を上げたり、後方に伸ばす。
- **そうぼうきん　僧帽筋**：肩を上下に動かしたり、腕を上げたりする。
- **けんこうこつ　肩甲骨**
- **ぜんきょきん　前鋸筋**：肋骨と肩甲骨の間につき、腕を横や上方向に引き上げるときに収縮する。
- **こうはいきん　広背筋**
- **せきちゅうきりつきん　脊柱起立筋**：首から骨盤にかけ、背骨の横につく筋肉。体の伸展にかかわり、姿勢の維持に欠かせない。

肩甲骨周辺の筋肉を鍛える
Exercise 3

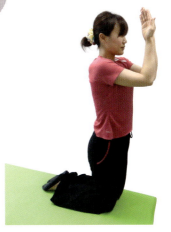
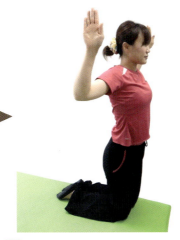
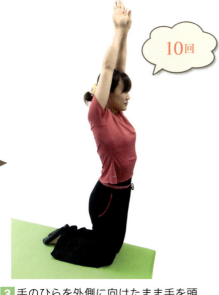

10回

1. ひざ立ちになり、ひじを90度に曲げ、顔の前で手の甲を合わせます。
2. ひじの角度はそのままで手のひらを外側に向けながら、胸を張るように腕を開きます。
3. 手のひらを外側に向けたまま手を頭の上まで伸ばし、両手の甲をくっつけます。1〜3の手順を巻き戻すようにして1の状態に戻します。

背部の筋肉を鍛える
Exercise 4

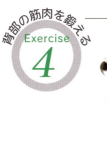
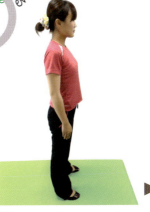
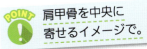

POINT! 肩甲骨を中央に寄せるイメージで。

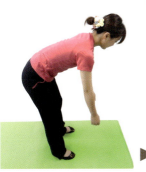
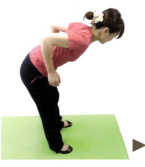

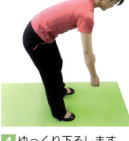

20回

1. 両足を肩幅に開きます。
2. お尻を後ろに突き出し、軽くひざを曲げて上体を45度に前傾させます。背中を丸めずに、手は肩から真下に下ろします。
3. ひじを曲げながら手首を体の横ぐらいまでゆっくりと上げます。
4. ゆっくり下ろします。

背部の筋肉を鍛える
Exercise 5

POINT! 背筋の筋肉を意識しましょう。胴ねじれの改善にも効果的です。

注意!
・目線は上げている手の方に向け、あごは上げないようにします。
・動作中、両手両脚が浮かないようにします。

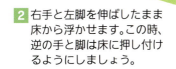

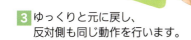

左右10回ずつ

1. 両手脚を伸ばした状態でうつ伏せに寝ます。
2. 右手と左脚を伸ばしたまま床から浮かせます。この時、逆の手と脚は床に押し付けるようにしましょう。
3. ゆっくりと元に戻し、反対側も同じ動作を行います。

骨盤のゆがみを改善する❶

骨盤がゆがむと、その影響は全身に及び、体のいたる場所にゆがみが生じます。また、骨盤は子宮を守るという役割を持ち、ゆがむとホルモンバランスの乱れなどから、様々な不調を招きます。

▶こんな人におすすめ
骨盤前傾タイプ

股関節の傾きを鍛える Exercise 1

1. 体操座りの姿勢になります。
2. 背中を丸めます。
3. 背骨の下の方から順に床につけていくイメージで、体を寝かせます。上体を寝かせるのと同時にひざも徐々に伸ばしていきます。
4. 完全に寝た状態になったら、もう一度体操座りの状態に戻ります。

10回

大臀筋を鍛える Exercise 2

1. 仰向けになり、両ひざを立てます。両手は手のひらを床に向けてカラダの横に置きます。
2. お尻を床から引き上げて、ひざから肩までのラインが一直線になるようにします。

20回

注意！ 腰を反らせすぎないように！

▶こんな人におすすめ
骨盤前傾タイプ
骨盤ねじれタイプ

骨盤前傾タイプは両側を、骨盤ねじれタイプは後ろ側にねじれている方（P.9参照）のひざを立てて行います。

腸腰筋を伸ばす Exercise 1

1. 片ひざ立ちになります。
2. 前に出したひざを曲げ、重心は前に置きます。上体が前に倒れないように背筋は伸ばしておきます。
3. そこから後方の脚と同じ側の手を真っ直ぐ上に伸ばします。

15〜30秒キープ

余裕があればでOK
余裕があれば、そのまま上に伸ばした手と反対側にカラダを倒します。

大腿直筋を伸ばす Exercise 2

骨盤前傾タイプは両側を、骨盤ねじれタイプは後ろ側にねじれている方（P.9参照）と反対側の脚を手でつかみます。

1. 横向きに寝て、ひじは曲げて頭の下に置きます。
2. 上側の脚を手でつかみ、かかとをお尻に近づけます。このとき、ひざが股関節よりも後ろにくるようにします。

15〜30秒キープ

立位でいつでもできる
立位で脚を手でつかみ、かかとをお尻に近づけていきます。ひざが股関節よりも後ろにくるようにします。

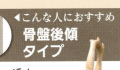

Exercise 1 股関節の傾きを整える

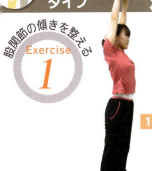

1 足は肩幅もしくはそれよりも少し広めに開き、頭上で手を組みます。

2 お尻を後ろに突き出すようにして徐々にひざを曲げます。

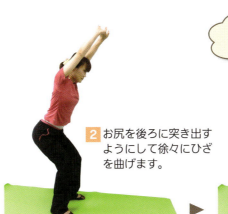

10回

3 ひざが曲がらなくなったら徐々に1の姿勢に戻ります。

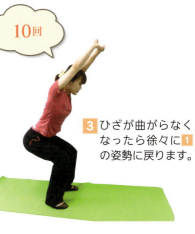

Exercise 2 腸腰筋を鍛える

1 脚を伸ばして座り、後ろに両手をつきます。

2 ひざと股関節が90度になる所まで片脚を持ち上げ、ゆっくりと元へ戻します。反対側も同じ動作を行います。

左右20回ずつ

余裕があればでOK

最初は片脚から始めて、慣れてきたら両脚でやってみましょう。

注意！ 股関節とひざは90度が鉄則です。

こんな人におすすめ　骨盤後傾タイプ　骨盤ねじれタイプ

骨盤後傾タイプは両側を、骨盤ねじれタイプは後ろ側にねじれている方（P.9参照）の脚を伸ばします。

Exercise 1 ハムストリングスを伸ばす

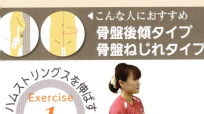

1 両脚を伸ばして座り、背筋を伸ばします。

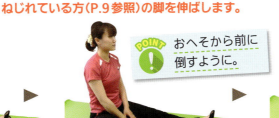

POINT おへそから前に倒すように。

2 片方の脚を折り曲げ、伸ばした脚の太ももに足裏をつけます。

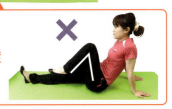

15～30秒キープ

3 ひざは伸ばしたまま、上体を前に倒します。

Exercise 2 大臀筋を伸ばす

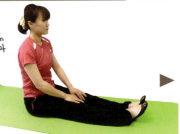

1 仰向けに寝ます。

2 伸ばしたい方のひざを抱えるようにして反対側の肩の方へと引き上げます。

骨盤後傾タイプは両側を、骨盤ねじれタイプは後ろ側にねじれている方（P.9参照）のひざを抱えます。

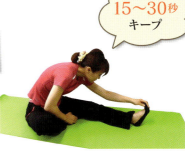

15～30秒キープ

エクササイズがおわったら…

骨盤ねじれタイプで、片側のみを行うエクササイズのあとは、反対側と比べてみて、感覚の変化を確認しましょう。

骨盤のゆがみを改善する❷

◀こんな人におすすめ
骨盤ねじれタイプ

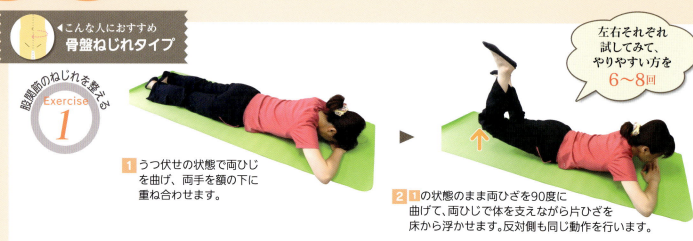

股関節のねじれを整える
Exercise 1

1 うつ伏せの状態で両ひじを曲げ、両手を額の下に重ね合わせます。

2 1の状態のまま両ひざを90度に曲げて、両ひじで体を支えながら片ひざを床から浮かせます。反対側も同じ動作を行います。

左右それぞれ試してみて、やりやすい方を6～8回

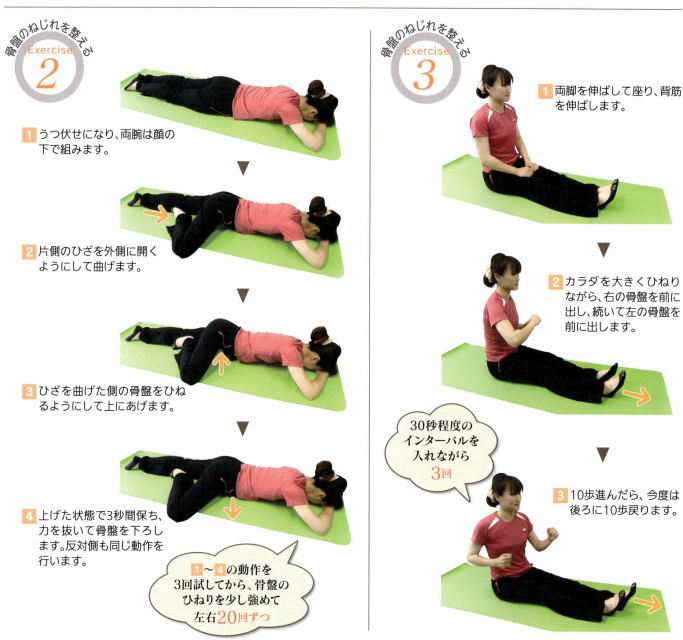

骨盤のねじれを整える
Exercise 2

1 うつ伏せになり、両腕は顔の下で組みます。

2 片側のひざを外側に開くようにして曲げます。

3 ひざを曲げた側の骨盤をひねるようにして上にあげます。

4 上げた状態で3秒間保ち、力を抜いて骨盤を下ろします。反対側も同じ動作を行います。

1～4の動作を3回試してから、骨盤のひねりを少し強めて左右20回ずつ

骨盤のねじれを整える
Exercise 3

1 両脚を伸ばして座り、背筋を伸ばします。

2 カラダを大きくひねりながら、右の骨盤を前に出し、続いて左の骨盤を前に出します。

3 10歩進んだら、今度は後ろに10歩戻ります。

30秒程度のインターバルを入れながら3回

エクササイズがおわったら…
片側のみを行うエクササイズのあとは、反対側と比べてみて、感覚の変化を確認しましょう。

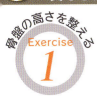

◀こんな人におすすめ
骨盤の左右の高さが異なるタイプ

骨盤の高さを整える
Exercise 1

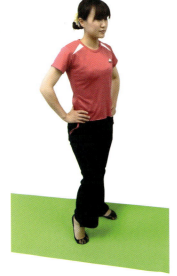

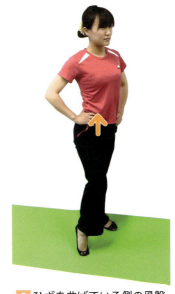

片側 20回

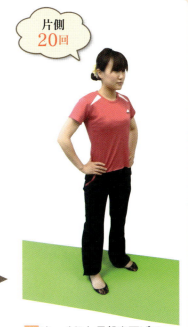

1 骨盤の左右の高さを比較して、骨盤が下がっている側のひざを軽く曲げて立ちます（骨盤の高さのチェックはP.9を参照）。

2 ひざを曲げている側の骨盤を上に引き上げます。

3 ゆっくりと骨盤を下げてから、かかとを下ろしていきます。

姿勢 / 運動 / 食事 / 記録表

 骨盤・股関節のしくみ

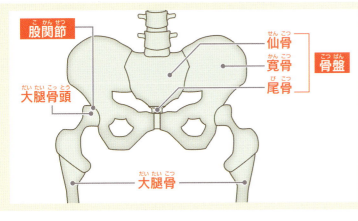

骨盤の役割
骨盤は上半身と下半身をつなげる要の部分であり、脊椎の下から上半身を支えている。仙骨と尾骨、左右一対の大きな寛骨で構成され、腸や泌尿器、生殖器などを守る役割を持つ。

骨盤・股関節の構造
股関節は、大腿骨と骨盤を大腿骨頭という半球状の関節によって繋がれて構成される。そのため、股関節の動きが骨盤に直接連動し、股関節に問題があると骨盤に負荷をかけてしまう。

骨盤・股関節を支える筋肉

前面

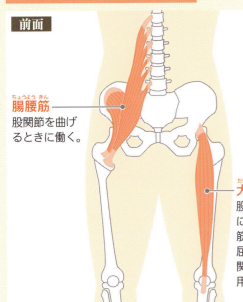

腸腰筋
股関節を曲げるときに働く。

大腿直筋
股関節から膝関節にかけて走行する筋肉で、股関節の屈曲だけでなく膝関節の伸展にも作用する。

後面

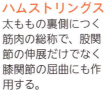

ハムストリングス
太ももの裏側につく筋肉の総称で、股関節の伸展だけでなく膝関節の屈曲にも作用する。

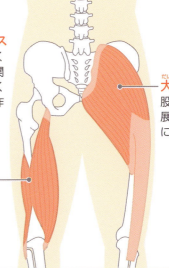

大殿筋
股関節を伸展するときに働く。

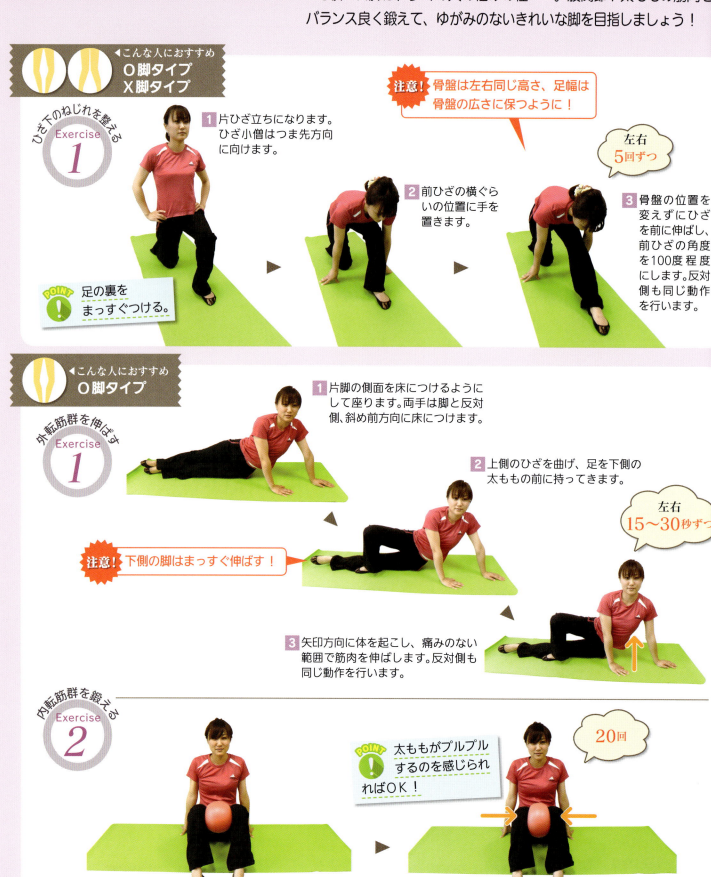

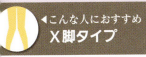
◀こんな人におすすめ
X脚タイプ

Exercise 1　外転筋群を鍛える

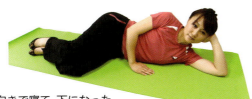 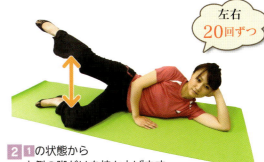

左右20回ずつ

1　床に横向きで寝て、下になった側のひじを床につけて頭を支えます。反対側の手はへその前で床につけます。両脚は揃えてひざを曲げます。

2　1の状態から上側の脚だけを持ち上げます。反対側も同じ動作を行います。

Exercise 2　内転筋群を伸ばす

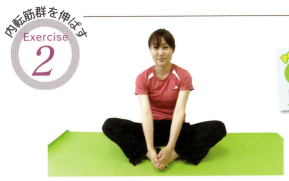 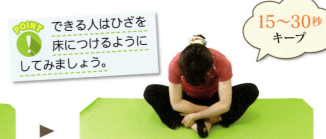

POINT！できる人はひざを床につけるようにしてみましょう。

15〜30秒キープ

1　あぐらをかくように座り、両足の裏をくっつけます。

2　左右の手をクロスさせて両足首を持ち、上体を前に倒します。痛みのない範囲で筋肉を伸ばします。

Exercise 3　足底筋群を鍛える

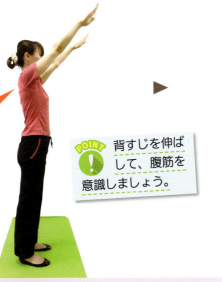 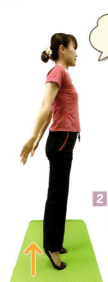

5回

注意！肩に力が入らないように！

POINT！背すじを伸ばして、腹筋を意識しましょう。

1　息を吸いながら両手を斜め上方向へ伸ばし、目線は正面に向けます。

2　息を吐きながら、両手を背中の後ろに下ろし、バランスをとりながら爪先立ちになるように背伸びします。

参考　下半身の骨・筋肉

下半身の骨格

骨盤が傾くと股関節の位置がずれ、それに連動して下半身全体の骨格がゆがんでしまう。

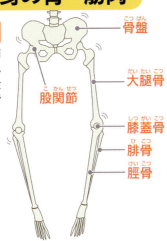

骨盤／大腿骨／股関節／膝蓋骨／腓骨／脛骨

下半身の主な筋肉

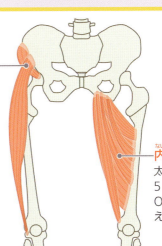

外転筋群
太ももの外側につく「大腿筋膜張筋」と、お尻の外側につく「中殿筋」の総称。X脚の人はこの筋肉が弱い傾向にある。

内転筋群
太ももの内側につく5つの筋肉の総称。O脚改善の運動で鍛えることが多い。

食事編 カラダを変える 献立のヒント 554

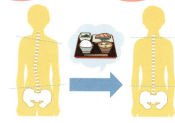

カラダは、あなたが食べてきたものでできています。今までの食生活を振り返ってみませんか。カラダを変えたい！と思ったら、次の5・5・4をヒントに献立を考えましょう。

運動に「やり方」があるのと同じように、食事にも「選び方」があります。

献立のための5つの考え方
「主食」、「主菜」、「副菜」を揃えたり、調理方法や味付けに気をつけたりすることが、栄養の偏りを防ぐための基本となる。

5つの色
赤、白、黒、緑、黄の5色の食材を揃えることで、自然とバランスのとれた食事に。さらに、色の配分を見ることで、補うべき栄養素を調整しやすい。

四季の食材
味や香りが豊富、栄養価が高い一方で価格は安くなるなど、いいことずくめの「四季の食材」。レシピ集（P.24〜）を参考にして、普段の献立に取り入れたい。

献立のヒント 554
献立のための5つの考え方

考え方1 主食、主菜、副菜を揃える
主食（ごはんやパン、麺など）、主菜（肉・魚などたんぱく質中心のおかず）、副菜（野菜、海藻中心のおかず）を揃えるとともに、乳製品と果物も1日のどこかに取り入れましょう。

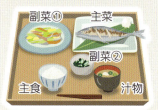

考え方2 野菜料理は2品以上
野菜の摂取量のめやすは1日350g。1食につき2〜3品がめやすです。

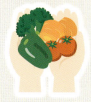 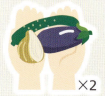

両手1杯（120g）の緑黄色野菜（生） ／ 両手2杯（230g）のその他の野菜（生） ×2

（加熱した野菜ならば片手にのる量でOK）

考え方3 主菜は肉、魚、大豆製品、卵をバランスよく
「昼が肉なら夜は魚」というように、バランスよく食べましょう。

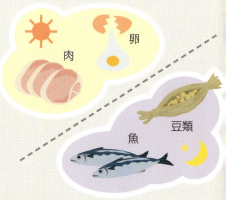

考え方4 1回の食事で油を使ったおかずが重ならないように
煮物や焼き物、蒸し料理、和え物、酢の物など、油を使わない料理をバランスよく取り入れましょう。

 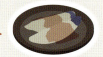
なすの天ぷら → 焼きなす

 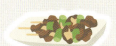
鶏の唐揚げ → 焼き鳥（塩）

考え方5 味付けは薄味に
味付けは薄味を心がけましょう。特に汁物は塩分が高くなりやすいので、1日1杯が適量です。

薄味でもおいしくなるように、だしをしっかり取りましょう！

献立のヒント 5 5 4
5つの色

赤
牛肉、豚肉、鶏肉、マグロ、アジ、削り節、人参、トマト　など

肉や魚は、良質なタンパク質や脂質を多く含みます。赤い野菜の色素には、ガンの予防効果が期待されています。

黄
卵黄、納豆、味噌、油揚げ、チーズ、みかん、レモン、かぼちゃ、さつまいも　など

大豆製品は、栄養価に優れた食材です。柑橘類は、ビタミンCが豊富ですが、糖分も多いので、注意しましょう。

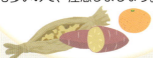

食材5色バランス健康法
毎食、赤、白、黒、緑、黄の5色の食材を揃えることで、楽しくバランスのよい食事にできます。色は見た目の色で判断します。

白
ご飯、パン、うどん、豆腐、牛乳、卵白、大根、白菜　など

主食となる食材が多く含まれます。太り気味の人は食べ過ぎに注意しましょう。

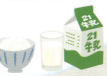

緑
ほうれん草、小松菜、ニラ、ピーマン、ブロッコリー、パセリ、大葉、キウイ　など

ビタミン、ミネラルが豊富です。なるべく、緑色の濃いものを選びましょう。

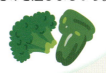

黒
黒ごま、わかめ、昆布、のり、しいたけ、しめじ、黒豆、きくらげ、もずく　など

海藻類やきのこ類（ルールとしてきのこは、全て黒とします）は低カロリーで食物繊維やミネラルが豊富です。

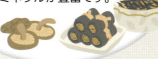

ポイント
5色を揃えることに慣れてきたら、各色の量を考えます。多く取りがちな白（炭水化物）を減らして、不足しがちな緑と黒（ビタミンや食物繊維）を増やしてみましょう。

5色に入れない食品
・ジュース（野菜ジュース、果汁100％を除く）
・菓子類
・着色、漂白された食材
・調味料（味噌は、黄色とする）

バランスの良い食事例

副菜
トマトのお浸し、じゃがいもの甘辛煮、小松菜としめじのお浸し
主材料
トマト（●）、じゃがいも（○）、小松菜（●）、しめじ（●）

主菜
鶏肉の甘辛揚げ
主材料
鶏肉（●）、万能ねぎ（●）、パプリカ（●・●）、かいわれ大根（●）

汁物
味噌汁
※具沢山なら副菜とみなしてOK
主材料
味噌（●）、ねぎ（●）、しいたけ（●）、たまねぎ（○）、にんじん（●）

主食
ごはん
主材料
米（○）

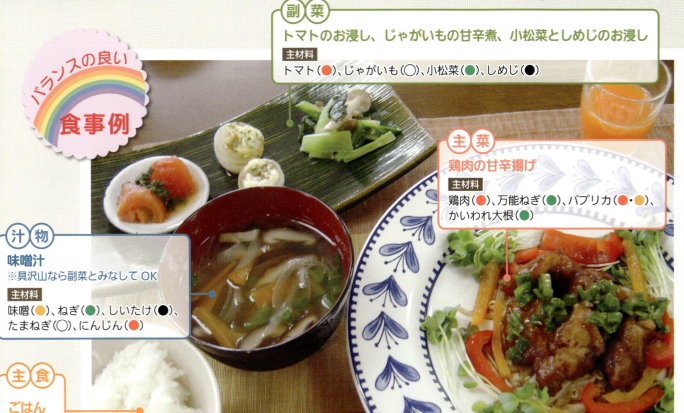

献立のヒント 554
四季の食材

季節ごとに代表的な四季の食材とレシピを紹介します。ゆがみをカラダの中から改善しましょう。

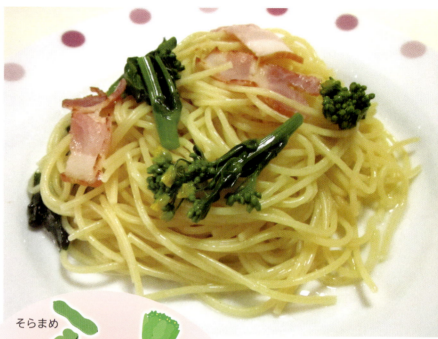

菜の花のパスタ

材料（4人分）
- スパゲティ……………………400g
- 菜の花（さっと茹でて食べやすい大きさに切る）…200g
- ベーコン……………………8枚
- だし醤油……………………大さじ2
- バター………………………8g
- 食塩（パスタと菜の花を茹でる用）………適量

作り方
① スパゲティを固めに茹で、水気を切っておく。
② フライパンにバターを熱し、ベーコンを炒め、①と菜の花を加えてだし醤油で味付けをする。

春

新陳代謝が活発になる春。少し苦みのある食材が特徴です。

かつお・そらまめ・菜の花・アスパラ・わらび・竹の子・わかめ・キャベツ・セロリ

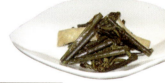

わらびのお浸し

材料（4人分）
- わらび（水煮）（長さ3cmに切る）……200g
- 油揚げ（短冊切り）……1/2枚
- だし汁………………大さじ1・1/2
- 醤油…………………大さじ1・1/2

作り方
わらびと油揚げをさっと茹でて、だし汁と醤油で和える。

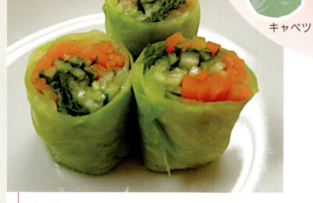

春キャベツロール

材料（4人分）
- キャベツ（さっと茹でる）……4枚
- 人参（せん切り）……1/2本
- きゅうり（せん切り）……1本
- ポン酢………………適量

作り方
茹でたキャベツに人参、きゅうりをのせて巻き、一口大に切ってポン酢をかける。

若竹煮

材料（4人分）
- 竹の子（一口大に切る）……200g
- 乾燥わかめ（水で戻しておく）…2g
- だし汁………………200cc
- 木の芽………………適量
- A
  - 酒……………………大さじ1/2
  - みりん………………大さじ1
  - 薄口醤油……………大さじ1
  - 砂糖…………………小さじ1

作り方
① だし汁にAと竹の子を加えて、竹の子がやわらかくなるまで煮る。
② 仕上げにわかめを加えてさっと煮る。器に盛り木の芽を飾る。

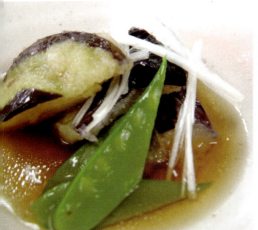

揚げ出しなす

材料(4人分)
- なす(乱切り) ……………… 小4本
- 片栗粉 …………………………… 適量
- 油 ………………………………… 適量
- A ┌ だし汁 ……………………… 400cc
　　├ 薄口醤油 ………………… 大さじ3
　　└ みりん …………………… 大さじ2
- 絹さや(さっと茹でる) ……… 8枚
- 白葱(白髪葱にする) ………… 適量

作り方
① なすは水にさらしてアク抜きをする。
② ①の水気を切り、片栗粉をまぶし180℃の油で揚げる。
③ 揚げたなすと絹さやを器に盛り、温めたⒶのだし汁をかけ、白葱を飾る。

オクラの豚肉巻き

材料(4人分)
- 豚薄切り肉 …………………… 200g
- オクラ(さっと茹でる) ……… 8本
- 塩こしょう …………………… 少々
- 油 ………………………………… 適量
- 大葉 …………………………… 4枚
- ソース ………………………… 適量

作り方
① オクラを豚肉で巻き、油を熱したフライパンで焼く。
② 仕上げに塩こしょうで味をととのえて、大葉の上にのせる。お好みでソースをかける。

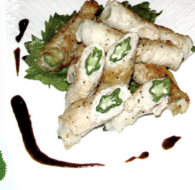

夏

暑い時期は水分が多く、カラダを冷やす効果の高い食材が特徴です。

なす・しょうが・オクラ・大葉・きゅうり・ピーマン・トマト・にがうり・モロヘイヤ

トマトソースのミートパイ

材料(4人分)

(ミートパイ)
- 豚ひれ肉(1cm幅に切る) … 180g
- 塩こしょう …………………… 少々
- 薄力粉 ………………………… 適量
- ほうれん草(茹でて長さ3cmに切る) … 40g
- まいたけ ……………………… 1/2パック
- しめじ(石づきを取る) ……… 1/2パック
- パイシート …………………… 1・1/3枚
- 卵(溶いておく) ……………… 適量

(トマトソース)
- トマト(角切り) ……………… 2個
- なす(角切り) ………………… 1/2本
- 玉ねぎ(角切り) ……………… 1/2個
- A ┌ ケチャップ ……………… 大さじ2
　　└ ウスターソース ………… 大さじ1/2
- オリーブ油 …………………… 大さじ1

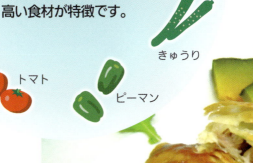

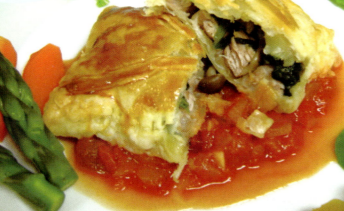

作り方
① 油(分量外)を熱したフライパンで豚肉、まいたけ、しめじを炒め、しんなりしたらほうれん草を加えてさっと炒め、塩こしょうで味を整える。
② パイシートは1枚を3等分にして、合計4枚に切り分け、薄力粉をかけながら麺棒で延ばす。
③ ①の粗熱が取れたらパイシートにのせ、縁に溶き卵を塗り、半分に折って縁を閉じる。
④ ③のパイの表面に溶き卵を塗り、250℃のオーブンで15分焼く。
⑤ パイを焼いている間にトマトソースを作る。鍋にオリーブ油を熱し野菜を炒め、しんなりしたらⒶを加えて弱火で煮込む。
⑥ 器にトマトソースを敷き、焼けたパイを切り分けて盛り付ける。

献立のヒント 554 四季の食材

さつまいもの塩バター

材料(4人分)
- さつまいも(スティック状に切り水にさらす) 中1本
- バター 20g
- 塩麹 小さじ2

作り方
① 水にさらしたさつまいもを水気を拭かずにラップに包み、電子レンジ500Wで3分加熱する。
② フライパンにバターを熱し①のさつまいもを加えて炒め、火を止めてから塩麹を加えて全体を混ぜる。

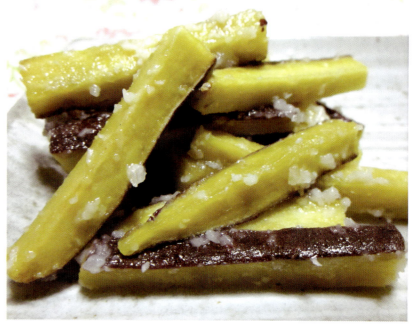

秋刀魚の塩焼き

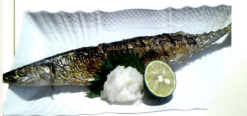

材料(4人分)
- 秋刀魚 4匹
- 塩 適量
- 大葉 4枚
- 大根おろし 適量
- すだち(半分に切っておく) 2個

作り方
① 秋刀魚に塩を適量ふり、グリルで両面焼く。
② 焼けた秋刀魚に、大葉、大根おろし、すだちを添える。

秋

食欲の秋、味覚の秋は栄養価の高い食材が特徴です。冬を迎える準備の時。

さつまいも／柿／きのこ類／ぶどう／里芋／大豆／レタス／秋刀魚

豆腐のしめじあんかけ

材料(4人分)
- 豆腐(一口大に切る) 1丁
- しめじ(石づきを取る) 1パック
- 玉ねぎ(薄切り) 1/2個
- 人参(いちょう切り) 1/4本
- A ┌ だし汁 200cc
  ├ 薄口醤油 大さじ1
  └ みりん 大さじ1/2
- 水溶き片栗粉 適量

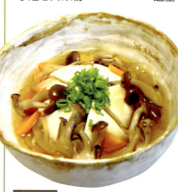

作り方
① 鍋に、Aを入れひと煮たちさせて、しめじ、玉ねぎ、人参を煮る。
② 野菜がしんなりしたら水溶き片栗粉でとろみをつける。
③ さっと茹でて温めた豆腐を器に盛り、②をかける。

大豆のトマト煮

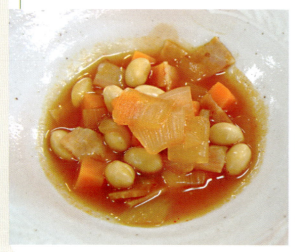

材料(4人分)
- 大豆水煮 200g
- 人参(角切り) 1/4本
- 玉ねぎ(角切り) 1/2個
- トマト(角切り) 1/2個
- コンソメスープ 200cc
- A ┌ ケチャップ 大さじ2
  ├ ウスターソース 小さじ1
  └ 砂糖 小さじ1/2

作り方
① 鍋にコンソメスープを入れて、大豆、人参、玉ねぎ、トマトを加えて煮る。
② ①にAを入れて、味をととのえる。

小松菜の白和え

材料(4人分)
- 豆腐(水切りをしておく) ―― 1/2丁
- 小松菜
  (茹でて長さ3cmに切る) ―― 100g
- 人参(せん切り) ―― 1/8本
- A
  - だし汁 ―― 60cc
  - 砂糖 ―― 大さじ1
  - 塩 ―― 小さじ1/2
- すりごま ―― 大さじ1

作り方
① 人参をAで煎り煮にし、小松菜を加える。
② 豆腐をつぶして、①とすりごまを加えて和える。

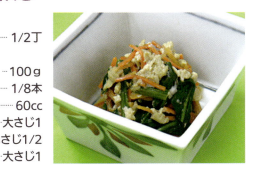

大根のみぞれ和え

材料(4人分)
- 大根(すりおろす) ―― 5cm
- さつまいも(角切り) ―― 中1本
- みかん(缶詰) ―― 80g
- きくらげ(水で戻しせん切り) ―― 2枚
- かいわれ大根 ―― 1/4パック
- A
  - 酢 ―― 大さじ2
  - 砂糖 ―― 大さじ1・1/3
  - 塩 ―― 小さじ1

作り方
① さつまいもは電子レンジで加熱する。
② 大根おろしにAを加えすべての材料を和える。

デコポンのカップサラダ

材料(4人分)
- デコポン(皮を半分に切って花形にする) ―― 2個
- 海藻ミックス
  (水で戻しておく) ―― 3g
- トマト(角切り) ―― 1個
- A
  - オリーブ油 ―― 大さじ2
  - 酢 ―― 大さじ1
  - 塩こしょう ―― 少々

作り方
① デコポンの果肉を取り出して、薄皮を取り除いておく。
② 海藻ミックス、トマト、デコポンをAで和えて、皮の中に盛り付ける。

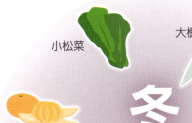

冬
寒さにより体調が崩れがち。
免疫力をアップさせる
食材が多いのが特徴です。

(小松菜・大根・春菊・ほうれん草・白菜・水菜・ニラ・みかん)

白菜の三色巻き

材料(4人分)
- 白菜 ―― 4枚
- ほうれん草 ―― 1/3束
- 人参(1cm角に切る) ―― 1/2本
- 鶏ささみ ―― 2本
- 味噌 ―― 大さじ1
- みりん ―― 大さじ1
- ごま ―― 適量
- 紅しょうが ―― 適量

作り方
① 白菜、ほうれん草、人参、鶏ささみはそれぞれ茹でておく。
② 白菜で①を巻き一口大に切って器に盛る。
③ 味噌とみりんを混ぜ合わせて②にかけ、ごまと紅しょうがを飾る。

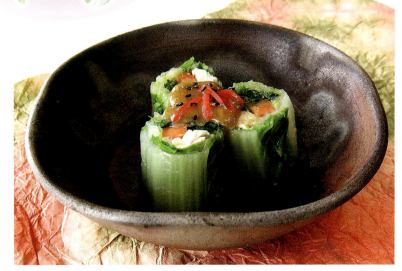

記録表

ゆがみ改善の取り組みを記録しましょう

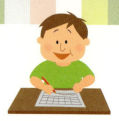

カラダに正しい姿勢を覚えこませるには、じっくりと、繰り返し取り組むことが大切です。
「姿勢」「運動」「食事」のバランスがとれているかをきちんと確認するために、一日を振り返って記録表に記入しましょう。

記入方法

改善したい部位に○を付け、【　】内に具体的な内容を記入する

改善部位確認	首・胴・㊀猫背・骨盤・脚【　猫背を改善　】する。 首・胴・猫背・骨盤・㊀脚【　O脚を改善　】する。
3週間の計画	姿勢：あごを突き出さないようにして、背筋を伸ばす。 運動：P14-①②、P20-①（O脚X脚タイプ）、①（O脚タイプ） 食事：毎食、主食、主菜、副菜を揃える。

日付	姿勢	運動	食事	備考
9/7（月）		✓	✓	姿勢をあまり意識できなかった。
9/8（火）	✓	✓	✓	
9/9（水）	✓	✓	✓	
9/10（木）	✓	✓		
9/11（金）	✓		✓	帰りが遅くなって、疲れたので運動は控えた。
9/12（土）	✓			1日中出かけていたけれど、姿勢は意識できた。
9/13（日）	✓	✓		
9/14（月）	✓	✓	✓	
/（　）				
/（　）				
/（　）				
/（　）				
/（　）				
/（　）				
/（　）				
/（　）				
/（　）				
/（　）				
/（　）				
/（　）				
/（　）				
✓の数の合計	個	個	個	

3週間で✓をつけた数の合計を記入する

「姿勢」「運動」「食事」それぞれで立てた計画を実行できていれば、✓を付ける

3週間で自分が実施する計画内容を記入する

姿勢
- 基本❶ **まずは立ち姿をチェック**（P.4）
- 基本❷ **正しい歩き方**（P.5）
- 基本❸ **左右均等**（P.6）

の内容から、できる範囲で計画を立てましょう。

例えば…
「あごを突き出さないようにして、背筋を伸ばす」
「歩くときは歩幅を少し広くするように意識する」
「なるべく脚を組まないようにして、組んだときは反対側の脚でも組むようにする」

運動（P.8～）
- ゆがみのタイプ別に、自分に合ったエクササイズを行いましょう。

例えば 猫背タイプの人は…
（はじめの3週間）
P.14-①、P.15-③
（次の3週間）
P.15-④を追加
（最後の3週間）
P.14-②、P.15-④⑤

食事
- **献立のための5つの考え方**（P.22）
- **5つの色**（P.23）
- **四季の食材**（P.24～）

の内容から、できる範囲で計画を立てましょう。

例えば…
「毎食、主食、主菜、副菜を揃える」
「5つの色を意識して献立を考える」
「1日1回は四季の食材を食べる」

ゆがみ改善記録表 ❶

改善部位確認	首・胴・猫背・骨盤・脚【　　　　　　　】する。		
	首・胴・猫背・骨盤・脚【　　　　　　　】する。		
3週間の計画	姿　勢		
	運　動		
	食　事		

日　付	姿　勢	運　動	食　事	備　考
／（　）				
／（　）				
／（　）				
／（　）				
／（　）				
／（　）				
／（　）				
／（　）				
／（　）				
／（　）				
／（　）				
／（　）				
／（　）				
／（　）				
／（　）				
／（　）				
／（　）				
／（　）				
／（　）				
／（　）				
／（　）				
✔の数の合計	個	個	個	

3週間を振り返って…

- 「姿勢」「運動」「食事」は、バランスよくできましたか？
- 途中で挫折してしまったら、次の週からは継続できそうな計画を立て直しましょう。

ゆがみ改善記録表❷

改善部位確認	首・胴・猫背・骨盤・脚【　　　　　　　　　　】する。		
	首・胴・猫背・骨盤・脚【　　　　　　　　　　】する。		
3週間の計画	姿　勢			
	運　動			
	食　事			

日　付	姿　勢	運　動	食　事	備　考
／　（　）				
／　（　）				
／　（　）				
／　（　）				
／　（　）				
／　（　）				
／　（　）				
／　（　）				
／　（　）				
／　（　）				
／　（　）				
／　（　）				
／　（　）				
／　（　）				
／　（　）				
／　（　）				
／　（　）				
／　（　）				
／　（　）				
／　（　）				
／　（　）				
✓の数の合計	個	個	個	

3週間を振り返って…

- 意識しなくても、良い姿勢を保てるようになりましたか？
- ✓の数に変化はありましたか？　慣れてきたら、計画内容を追加してみましょう。

ISBN978-4-905264-11-8
C0075 ¥400E

現代けんこう出版
定価(本体400円+税)

食べて 動いて カラダリメイク
ゆがみ改善ノート

【監修】

● **株式会社ヘルシープラネット**
食・運動の専門家集団として、2000年に設立。メタボ解消のための栄養相談・料理講習のほか、企業や団体からの依頼を受けレシピ作成や商品開発等を行う、健康管理の総合コンサルティング会社。管理栄養士や健康運動指導士の豊富な経験を活かし、最近ではダイエットやスポーツといったテーマの講座やセミナーを積極的に行っている。

● **今川弥生**(いまがわやよい)
管理栄養士・健康運動指導士・公認スポーツ栄養士。松山東雲短期大学にて食物栄養科教務助手として13年勤務。その間青年海外協力隊員として中央アフリカ、マラウイ共和国にて栄養指導を行う。2000年に(株)ヘルシープラネットを設立。メタボ解消のための支援だけでなく、アスリートへのスポーツ栄養サポートや、高校・大学・専門学校の非常勤講師など、多岐に渡る分野で活躍している。

● **栗原和也**(くりはらかずや)
管理栄養士・健康運動指導士。2014年より(株)ヘルシープラネットに勤務。管理栄養士や健康運動指導士の資格を活かし、運動選手や高齢者への栄養管理や運動指導を行う。またコンディショニングトレーナーとして甲子園への帯同経験を持つ。現在は高校ボクシング部の栄養サポートを行いながら、公認スポーツ栄養士の資格取得を目指している。

● **宇佐亮子**(うさりょうこ)
管理栄養士・健康運動指導士・在宅訪問管理栄養士。管理栄養士として特別養護老人ホームに勤務する傍ら、介護予防の観点から運動指導にも取り組めるよう、2009年に健康運動指導士の資格を取得。2012年より(株)ヘルシープラネットに勤務。管理栄養士や健康運動指導士の資格を活かし、特定保健指導での栄養指導やデイサービスでの調理、ウォーキングや健康体操の指導などを行っている。

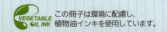
この冊子は環境に配慮し、植物油インキを使用しています。

編集・制作:(株)現代けんこう出版　無断転載・複製禁止

ゆがみ改善記録表 ❸

改善部位確認	首・胴・猫背・骨盤・脚【　　　　　　　　　　　】する。	
	首・胴・猫背・骨盤・脚【　　　　　　　　　　　】する。	
3週間の計画	姿　勢	
	運　動	
	食　事	

日　付	姿　勢	運　動	食　事	備　考
/　（　）				
/　（　）				
/　（　）				
/　（　）				
/　（　）				
/　（　）				
/　（　）				
/　（　）				
/　（　）				
/　（　）				
/　（　）				
/　（　）				
/　（　）				
/　（　）				
/　（　）				
/　（　）				
/　（　）				
/　（　）				
/　（　）				
/　（　）				
/　（　）				
✔の数の合計	個	個	個	

3週間を振り返って…

姿勢や、体のゆがみが改善されているかどうか、確認してみましょう。
- 「あなたのゆがみはどのタイプ？」(P.8〜9)を試しましょう。
- 「鏡を見る」「誰かに見てもらう」などして、自分の体をチェックしましょう。